Ernest Dupré

La Folie de Charles VI, roi de France

Histoire

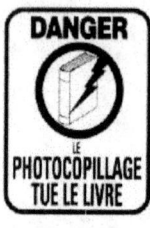
ISBN : 978-1723091209

10 9 8 7 6 5 4 3 2 1

Ernest Dupré

La Folie de Charles VI, roi de France

Histoire

Table de Matières

I. — HISTOIRE ET PSYCHIATRIE

Par l'importance historique de ses conséquences, par l'intérêt médical de ses symptômes et de son évolution, et surtout par l'abondance et la qualité des documents qu'elle apporte à la critique scientifique du témoignage, la folie de Charles VI fournît à la Médecine de l'Histoire comme à l'Histoire de la Médecine un sujet d'études privilégié.

A l'historien, en effet, la maladie de Charles VI offre ce spectacle dramatique : la France, « frappée au chief, » selon le mot de Froissart, dans la personne de son Roi, affolée, incapable de défendre sa liberté et ses biens, et destinée à subir, après trente années de discorde civile et de guerre étrangère, la tutelle d'un roi d'Angleterre. « Pour entrer dans Paris, a dit Michelet, les Anglais ont pris le chemin de la forêt du Mans. »

Au médecin, la folie de Charles VI permet de suivre et d'étudier, pendant la plus grande partie du règne le plus long de la guerre de Cent Ans, un cas d'aliénation mentale qui, par sa symptomatologie complexe et surtout son évolution intermittente, déconcerta les médecins les plus habiles : « Folie moult estrange et incompréhensible, dit Juvenal des Ursins, et qui fut grande merveille au royaume de France. »

Enfin, un tel sujet, grâce à l'intérêt politique exceptionnel qu'il comporte, assure à la critique du témoignage les ressources d'une documentation particulièrement abondante et féconde. A cette époque, où seule encore existait l'Histoire politique, le clinicien, pour reconstituer les symptômes de la folie de Charles VI, trouve à sa disposition tous les documents de l'histoire d'un règne et d'une dynastie. Non seulement une ample collection de textes contemporains relate, jusque dans ses moindres détails, la vie publique et privée de Charles VI, mais l'illustration même de la Maison Royale a préservé contre l'oubli le plus obscur de ses ascendants et le plus éloigné de ses collatéraux. La glorieuse continuité des dynasties, ces « plantes vivaces, » comme les appelle Burke, par opposition aux familles des particuliers, « plantes annuelles qui naissent et meurent dans la même saison, » fournit à l'historien de Charles VI l'occasion, unique en biologie, de poursuivre une hérédité morbide à travers dix-huit générations et pendant plus de six cents ans. Et, malgré les réserves qu'il convient toujours de formuler en matière d'hérédité paternelle, les renseignements recueillis paraissent ici suffisamment probants, au moins dans leur ensemble, pour qu'on puisse leur accorder une certaine confiance.

Cette documentation si vaste présente, en outre, sur bien des points, et toujours en vertu de son caractère politique, une autorité de premier ordre. Il semblerait, *a priori*, que, dans cette étude, l'historien de la médecine dût rencontrer deux auxiliaires naturels : les médecins et les historiens ; en réalité, ces alliés le trahissent souvent. Le médecin du moyen âge est plus curieux de théories que de faits et s'applique uniquement à définir la maladie par ses causes hypothétiques, non par ses caractères cliniques, directement saisissables. Quant aux relations des chroniqueurs, si, comme l'a dit Petit de Julleville, « elles séduisent délicieusement le lecteur par leur sincérité, leur spontanéité, leur fraîcheur, et ce je ne sais quoi de candide et de naïf qui fait songer au récit d'un enfant, » elles n'en sont que plus suspectes ; ces documents réclament l'application d'une critique du témoignage très rigoureuse, au même titre précisément que les affirmations des enfants, presque toujours entachées de cette tendance à l'altération des faits, au mensonge et à la fabulation, que j'ai étudiée sous le nom de « Mythomanie. » Mais, à côté de ces sources narratives, si incertaines, il en est d'autres, qui, leur authenticité une fois vérifiée, représentent, pour le savant moderne, la matière première de l'histoire : ce sont les sources administratives et diplomatiques, d'ordre officiel et dynastique, lettres, comptes, inventaires, en un mot, les archives royales. Pour le clinicien, les sommes portées chaque jour au livre des dépenses de Charles VI (réparation d'objets, soins de toilette et d'hygiène, mesures de protection, etc.) constituent le réactif le plus sensible et le plus sûr de la folie du Roi.

C'est grâce à la confrontation et à l'analyse de tels documents, grâce à la critique sévère du témoignage, que l'histoire peut devenir, selon le vœu de Renan, non plus seulement, comme il la définissait, en sceptique : « une des manières dont les choses ont pu être, » mais une science positive et « une vue immédiate » des faits ; et c'est en appliquant la même méthode de critique rigoureuse, que la médecine peut, elle aussi, dans ses recherches historiques, se proposer d'évoquer la vision directe des phénomènes morbides, et, se reportant pour ainsi dire au lit même du malade, tenter de reconstituer, dans une certaine mesure, la clinique du Passé. Dans cette œuvre de pathologie historique, où le savant constate les symptômes et discute les diagnostics, on conçoit que la Médecine de l'histoire et l'Histoire de la médecine, qui étudient, toutes deux dans le passé, l'une les malades, et l'autre les doctrines, se prêtent, par une collaboration naturelle, les renseignements les plus précieux et les ressources les plus fécondes.

Mais un tel essai de clinique rétrospective est chose difficile. Pour le mener à bien, il faudrait, dit A. Brachet, « réunir l'érudition du chartiste, le tact du psychologue et l'expérience du médecin. »

En réalité, ma tâche sera plus simple : et je n'aurais pas osé l'entreprendre si, à la suite de nombreux auteurs, tels que Audry, Chéreau, Brachet, Bird, etc., je n'avais pu, de l'examen des mêmes documents et de la critique des mêmes témoignages, tirer des conclusions soit différentes, soit plus étendues et plus précises, et aboutir à un diagnostic de la maladie de Charles VI tout à fait en accord avec les données de la Psychiatrie contemporaine.

II. — L'HÉRÉDITÉ DE CHARLES VI

A. Brachet, dans son livre sur la pathologie des Rois de France, a longuement étudié l'hérédité de Charles VI. Abordant cette recherche avec un esprit de critique scientifique rigoureuse, il a posé en principe que la notion de la famille est fondée « sur la croyance à la paternité, c'est-à-dire sur un acte de foi, » et il a choisi, comme épigraphe à ses travaux sur l'hérédité paternelle de Charles VI, ces sages paroles de Télémaque, dans l'*Odyssée* : « Etranger, tu me demandes quel est mon père ; je te répondrai sans détour ; ma mère m'a dit que j'étais le fils d'Ulysse ; pour moi, je n'en sais rien : car nul ne connaît son père. »

Je me contenterai de résumer ici l'enquête si documentée et si sérieuse d'A. Brachet.

I. *Anamnèse maternelle directe. Mère* : Jeanne de Bourbon (1338-1378). En 1373, à l'âge de trente-cinq ans, elle fut atteinte d'un accès d'aliénation mentale, qui dura plusieurs mois. « Elle perdit son bon sens et son bon mémoire. » (Chronique des quatre premiers Valois.) Elle mourut à quarante ans, d'infection puerpérale.

Grand-père maternel : Pierre de Bourbon (1311-1356). Pas de renseignements médicaux.

Arrière-grand-père maternel : Louis de Bourbon (1279-1341), dit le Boiteux. Fut « impotent de gouttes. » (Olivier de la Marche.) Mourut d'apoplexie cérébrale.

Trisaïeul maternel : Robert de Clermont (1256-1302). En 1279, à vingt-trois ans, fut atteint d'aliénation mentale consécutive à un traumatisme crânien : coup de masse d'armes sur la tête. Tombe alors *in amentiam perpetuam* (Guillaume de Nangis) et meurt vingt-trois ans plus tard.

Trisaïeulle maternelle : Béatrice de Bourbon, sur le compte de laquelle on ne sait rien de précis, mais qui était petite-fille du duc de Bourgogne Hugues IV, faible d'esprit, et arrière-petite-fille de Hugues III, mort *mente alienatus*, au cours d'une affection fébrile.

II. *Anamnèse maternelle collatérale.* L'oncle maternel de Charles VI, le duc Louis II de Bourbon (1337-1410), débauché, prodigue et jovial, mourut mélancolique, au grand étonnement de ses contemporains : « Il print une grande mélancolie en sa teste, car oncques puis n'eut guère de joie, tant qu'il en perdit le dormir. »

III. *Anamnèse paternelle.* — *Père* : Charles V, dit le Sage, roi de France (1337-1380). De 1357 à 1361, fistule au bras gauche, consécutive à une infection aiguë ; pour Brachet, ostéopériostite typhique (?). De 1304 à 1366, seconde maladie : impotence relative des membres supérieurs et inférieurs, mains froides et enflées, pâleur et maigreur cachectique ; pour Brachet, goutte et cachexie goutteuse (? ?). Mort en 1380, après quelques jours d'une agonie très douloureuse, avec orthopnée, angoisse, loquacité ; pour Brachet, angine de poitrine, consécutive à une lésion aortique d'origine goutteuse (? ? ?).

Grand-père : Jean le Bon (1319-1364). Fut atteint, en juin 1335, de « Séphire, » affection aiguë, caractérisée par la présence de nodosités sur les membres, avec érythème, et curable après une évolution de deux ou trois septénaires : identifiée par Brachet à l'érythème noueux des rhumatisants.

Sans remonter plus haut dans le détail de l'hérédité paternelle et maternelle de Charles VI, j'insisterai cependant sur l'importance et la multiplicité des mariages consanguins dans la famille royale. Charles VI descend, en effet, de deux frères, saint Louis et Charles d'Anjou, qui se sont mariés à deux sœurs, Marguerite de Provence et Béatrix de Provence ; et, à partir de cette date jusqu'à la naissance de Charles VI, c'est-à-dire pendant plus de deux siècles, aucun des mariages royaux ne s'est exercé hors de cette famille de saint Louis. Il y a là un remarquable exemple d'une accumulation d'hérédité morbide par consanguinité.

Raisonnant sur ces données, A. Brachet a résumé l'hérédité pathologique de Charles VI dans les trois formules suivantes :

Lignée maternelle vésanique.

Lignée paternelle arthritique.

Consanguinité univoque.

Dans la démonstration précise d'une notion aussi vague en elle-même que l'arthritisme et aussi insuffisamment établie par les documents historiques, je me garderai bien d'être aussi affirmatif qu'A. Brachet sur la tare arthritique de l'hérédité paternelle.

III. — LES ANTÉCÉDENTS PERSONNELS DU ROI

Tous les contemporains, peut-être avec un peu de complaisance, s'accordent à vanter les avantages physiques du Roi. Voici comment le Religieux de Saint-Denis décrit Charles VI, à l'âge de l'adolescence : « Sa taille, sans être trop grande, surpassait la moyenne : il avait des membres robustes, une large poitrine, un teint clair, les yeux vifs, son nez n'était ni trop long ni trop court… Il était fort adroit à tirer de l'arc et à lancer le javelot. Il montrait, de l'aveu de tous, une rare habileté dans les exercices militaires. »

Par son esprit et son caractère, Charles VI, le Bien-Aimé, exerça tout d'abord sur son peuple la même séduction que par ses qualités physiques. « Mais, dit Michelet, cette époque frivole et turbulente ne pouvait guère être charmée que par des défauts. » Généreux à l'excès, crédule sans discernement, coléreux, entêté, romanesque, le Roi conserva toujours dans sa mentalité quelque chose d'enfantin. Espiègle et futile, il aimait à revêtir, à la grande indignation du Religieux de Saint-Denis, les déguisements les plus variés et parfois les moins conformes à la dignité royale. Mais Charles VI se montrait surtout incapable de contenir ses passions et de se gouverner lui-même. Il s'adonnait, sans contrainte, aux pires excès : « Ses appétits charnels, dit le Religieux, ne lui permettaient pas de douter qu'il n'eût hérité de la malédiction qui avait frappé le premier homme et sa race perverse. » Michelet parle du « lourd tribut » qu'il leva sur les filles du royaume. Sa prodigalité n'avait pas de bornes. « Où son père eût donné cent écus, il en donnait mille. » On disait qu'il ne gardait rien pour lui « que le pouvoir de donner. » Fantasque et agité, curieux de voyages et impatient de batailles, il transforma l'histoire en une sorte de parade magnifique et vaine : costumes brillants, grandes chevauchées, campagne de Flandre et promenade dans le Midi, entrées triomphales dans les villes prises, somptueuses réceptions dans les villes amies et partout « haute liesse et forte ripaille, » telle est la vie de luxe insensé et de débauche souvent crapuleuse que Charles VI mena pendant les six premières années de son règne, et dont Froissart, « ce grand peintre flamand, » comme on l'a dit, nous a laissé, presque au jour le jour, la relation naïve et imagée. Charles V était encore un émotif, capricieux, instable, sujet dans le plaisir comme dans la tristesse et dans l'amour comme dans la haine, à des revirements d'humeur en apparence inexplicables. « Il témoignait, dit le Religieux, une impatiente ardeur toutes les fois que les ennemis le provoquaient par leurs attaques. Il n'était pas naturellement enclin à la colère, et ce n'était pas sans de graves motifs qu'il se laissait aller à des injures... Il n'oubliait jamais les services ou les offenses qu'il avait reçus. »

Quant au degré de son intelligence, il semble avoir été médiocre. A seize ans, le Roi, en retard dans son instruction, en est encore à copier « des exemples. » Les historiens les plus bienveillants, les plus officiels, comme Juvénal des Ursins, le louent d'avoir été bon, doux, piteux, bénin à son peuple, et grand aumônier ; nulle part ils ne font l'éloge de son intelligence.

En résumé, par son état d'esprit naïf, romanesque, enfantin, et surtout par l'inégalité de son humeur, et l'absence de domination sur ses passions, Charles VI nous apparaît, avant sa maladie, comme un sujet d'intelligence débile et surtout comme un déséquilibré 'de l'émotivité et de la volonté.

IV. — LA MALADIE DU ROI (1392-1422)

En fin de mars 1392, le Roi, alors âgé de vingt-quatre ans, fut atteint d'une affection que Froissart a brièvement notée dans ses Chroniques : « Après que le Parlement eut esté à Amiens, le roy de France eschey par incidence et par luy mal garder en fièvre et chaude maladie, dont lui fut conseillé à muer ayr... Environ l'Ascension retourna le roy de France à Paris, en bon point et bon estat. »

Le Flamand Jean de Brandon écrit, sur le même sujet : *Post hæc... dominus Philippus de Bar et multi alii infirmati sunt, famaque fuit hiis Anglicos occasionem dedisse. Unde... Philippus de Bar post paucos dies defunctus est. Rex et ceteri medicorum ope relevati sunt.* »

Monstrelet, de son côté, fait allusion à cette maladie du Roi, qui fut « tant angoisseuse qu'il en perdit les ongles et les cheveux pour la greigneur partie. »

La convalescence fut longue et traînante. « Depuis que il se partit d'Amiens, » observent les médecins, dans Froisssart, « il ne fut en si bon état comme il était en devant. » « Il avait, dit aussi Juvénal des Ursins, aucune altération et diversité de langage non bien entretenant. »

Quelques mois seulement après cette première atteinte, Charles VI, excité par un sentiment de violente colère, entreprit une expédition pour se venger du duc de Bretagne, qui refusait de lui livrer Pierre de Craon, auteur d'une tentative d'assassinat contre le connétable Olivier de Clisson. Du 1er au 5 août, dès le début de cette chevauchée, le Roi, dit le Religieux, avait commencé à donner des signes d'altération mentale « par des propos insensés et des gestes indignes de la Majesté royale. » Il fut obligé de se reposer plusieurs jours au Mans. « Il mangeoit petitement, raconte Froissart, à peine comme riens, et ne faisoit que penser et busier... Mais il s'en alloit de si grand voulenté que il disoit qu'il estoit en assez meilleur point qu'il ne fust. Et pour la grant affection qu'il a voit d'aller en Bretagne, il disoit : « Qui me conseille le contraire, il ne me conseille pas à ma plaisance, et si ne m'ayme pas bien. »

Le 5 août 1392 survint l'épisode classique de la forêt du Mans.

Le Religieux de Saint-Denis qui, à ce moment, « était au camp, » raconte la scène en ces termes :

« Le 5 du mois, malgré les représentations de ses oncles et de ses parents…, le Roi sortit de la ville, armé de pied en cap, à la tête de ses troupes. Mais à peine était-il arrivé jusqu'à la léproserie, qu'un misérable, couvert de haillons, vint à sa rencontre et lui causa une vive frayeur. Malgré les efforts qu'on fit pour éloigner cet homme par les menaces et la terreur, il suivit le Roi pendant près d'une demi-heure, en criant d'une voix terrible : « Ne va pas plus loin, noble Roi, car on te trahit ! » L'imagination du Roi, déjà troublée, lui fit ajouter foi à ces paroles et un nouvel incident acheva d'égarer ses esprits. Un des hommes d'armes qui chevauchaient à ses côtés, se trouvant trop pressé dans la foule, laissa tomber à terre son épée. Au bruit du fer, le Roi fut saisi tout à coup d'un accès de fureur ; dans son égarement, il tira son épée du fourreau et tua cet homme. En même temps il donna de l'éperon à son cheval et, près d'une heure entière, il fut emporté de côté et d'autre avec une extrême rapidité, en criant : « On veut me livrer à mes ennemis ! » et en frappant ses amis aussi bien que les premiers venus. Tout le monde fuyait devant lui comme devant la foudre. Pendant cet accès de fureur, le Roi tua quatre hommes, entre autres un fameux chevalier de Gascogne, nommé de Polignac, qui était bâtard. Il aurait causé de plus grands malheurs encore, si son épée ne se fût brisée. Alors on l'entoura, on l'attacha sur un chariot et on le ramena au Mans pour lui faire prendre un peu de repos. Ses forces étaient tellement épuisées qu'il resta deux jours sans connaissance et privé de l'usage de ses membres. Bientôt son état empira ; le corps commença à se refroidir : la poitrine seule conservait encore un reste de chaleur et de vie, qu'on distinguait à peine aux légers battements de son cœur ; les médecins mêmes déclaraient que le Roi allait mourir. »

Froissart a donné du même événement une description plus imagée : « Il faisoit très âprement chaud… Le soleil par droiture et nature étoit en sa greigneur force, sur un plain et sablonnis. » Le Roi étoit vêtu « d'un noir Jacques de veloux, qui moult l'échaufoit, et avoit sur son chef un chapeau de vermeille écarlate et un chapelet de blanches et grosses perles, que la Reine sa femme lui avoit donné au prendre congé. » A l'entrée de la forêt, « un homme, plus fol que saige, tête et pieds nus, vêtu d'une belle cote de burel blanc, » sort d'un fourré, se cramponne aux rênes du cheval, en criant : « Roy, ne chevauche plus avant » mais retourne, car tu es trahi ! » Les gens d'armes le frappent à coups de plat d'épée, arrivent à lui faire lâcher prise, mais il leur échappe. Quelques minutes plus tard, un page, endormi sur sa monture, laisse glisser la lance qu'il portait. Cette lance tomba sur « un chapel d'acier » d'un autre page et « sonnèrent haut les aciers. » « Le Roy, qui avoit encore en l'imagination les paroles que le fol homme ou le saige lui avoit dites, » tressaille, s'imagine être entouré d'une foule d'ennemis qui en veulent à sa vie, donne de l'éperon à son cheval, saisit son épée, frappe d'estoc et de taille, criant : « Avant ! avant ! sur les traîtres ! » Il cherche à frapper le duc d'Orléans « qui n'étoit pas bien assuré et fuyoit tant que le cheval povoit. » « Quand il eut bien lassé et travaillé son cheval, bien saoulé et attrempé de sueur et d'ardeur, » un chevalier s'élance sur lui, l'enlace et arrive à le « tenir tout court. » On le déshabille « pour luy refroidir. » Il fut alors transporté au Mans, puis à Creil, sur la rivière de l'Oise. Là, ses oncles vinrent le voir. Mais, il « avoit perdu la connaissance d'eux, ne nul semblant d'amour ne leur faisoit, et lui tournoient à la fois les yeux moult merveilleusement en la tête, ne à nul ne parloit… Le lendemain, les oncles le trouvèrent moult foible. Il ne se pouvoit prendre au repos… Ils lui demandèrent comment il lui estoit. Il ne répondit parole ne mot, mais les regarda très diversement et perdit la connoissance d'eux. » Juvénal des Ursins, de son côté, nous a laissé le récit suivant :

« Au devant de luy vint un meschant homme, mal habillé, pauvre et vile personne, lequel vint au devant du Roy en lui disant : « Roy, où vas-tu ? Ne passe pas plus oultre : car tu es trahi et te doibt-on bailler ici à tes adversaires. » Le Roy entra d'ailleurs dans une grande frénésie et merveilleuse, et couroit en divers lieux, et frappoit tous ceux qu'il rencontroit, et tua quatre hommes. Lors on feit grande diligence de le prendre, et feut pris et amené en son logis. »

Le Roi, pendant sa maladie, après la journée de la forêt du Mans, était non seulement faible et abattu comme le dépeignent les chroniqueurs, mais encore très agité, ainsi que l'atteste le livre des dépenses de la Maison du Roi. En août, septembre et octobre 1392, il n'est question, dans ce livre, que de « hannaps d'or desperiés, » de « bacins d'or à redrécier, » de « coupe d'or toute rompue, etc. » Un jour, Charles VI, dans sa fureur, tenta de se précipiter de la fenêtre de la chambre qu'il occupait à Creil. Pour empêcher le retour de pareils accidents, on fit construire à la fenêtre de cette chambre un balcon en saillie sur la cour d'où on pouvait sans danger voir jouer à la paume dans les fossés du château. Telle est l'origine de la légende de laçage dans laquelle on aurait enfermé le Roi pendant ses accès de fureur.

On fit venir à Creil Guillaume de Harseley, de Laon, « le meilleur médecin de France. » « Le maître Guillaume de Harseley, dit Froissart, lequel avoit le Roy en cure et en garde, se tenoit tout quois delès lui à Creil et moult soigneux en fut et trop grandement bien s'en acquitta et honneur y acquit et prouffit grant ; car, petit à petit, le remit en bon estat. Premièrement, il le osta hors d'une merveilleuse et forte fièvre et de la chaleur, et lui fist avoir goût de boire et de manger et appétit de dormir et reposer, et si lui fist avoir cognoissance de toutes choses ; mais il estoit trop faible, et petit à petit pour luy renouveler d'ayr il le fit chevaucher et aller en gibier et voler de l'espervier aux aloes. »

Peu à peu, il reconnut sa femme et ses enfants. Guillaume le rendit à son frère : « Dieu mercy, le Roy est en bon estat, je vous le livre tout aisé et haitié. D'ores en avant, on le garde de courroucier et melancholier. Car encore, n'estoit pas bien ferme de tous ses esprits, mais petit à petit il se affermera, et joies et déduits, oubliances et déports par raison lui sont plus prouffitables qu'autre chose. Mais du moins que vous povés, si le chargiés et travaillés, car encore a-t-il et aura toute cette saison le chef faible et tendre et tost ému, et c'est raison car il a été bastu et fourmené de très dure maladie. »

Il sortit de cet état au bout de quatre bu cinq mois, en novembre ou décembre 1392 : « Et retourna le Roy sur le temps d'hiver en bonne santé. » (Froissart.)

Pendant sa convalescence, le Roi avait appris avec horreur ce qui lui était arrivé. Il demandait pardon è ceux qu'il avait maltraités. Il fit dire une neuvaine à Saint-Julien du Mans et envoya des dons au chapitre.

Quant aux médecins de la Cour, ils pensèrent que le Roi avait été « encaraudé, empoisonné, ensorcelé, » telle était la pathogénie invariable de tous les états d'aliénation mentale au moyen âge. Les médecins avancèrent encore que le Roi avait un « épanchement de bile noire et échauffée. »

Pendant près de dix mois, il revint à un état de santé en apparence parfaite.

Conformément au conseil de Guillaume de Harseley, on s'efforça de distraire le Roy, on multiplia les fêtes ; ce furent « joies et déduits par raison, » et même hors de raison. Ce fut au cours d'une de ces fêtes, le 23 janvier 1393, que Charles VI faillit être victime de l'accident du « Bal des Ardents. » A l'occasion du mariage d'une favorite de la Reine, un bal masqué fut donné à l'Hôtel Saint-Pol. On y vit « cinq hommes sauvages, enchaînés, tout velus, qui dansèrent en faisant des postures aussi sales que les bouquins qu'ils présentaient, jetant des cris horribles et gesticulant des sarrazines. » Le duc d'Orléans laissa tomber par hasard « une bluette de feu » sur l'un de ces satyres, qui s'embrasa aussitôt ; en même temps, le feu gagnait ses compagnons. Charles VI se trouvait au nombre de ces satyres : il fut sauvé grâce à la présence d'esprit de la duchesse de Berry. qui se précipita sur le jeune Roi et le « bouta dessoubs sa robe, » dit Froissart.

Charles VI fut à peine ému par cet accident. Pendant près de six mois, de janvier à juin, il demeura « en bonne santé. »

Malgré l'absence de tout renseignement positif, plusieurs historiens, substituant à la critique des textes les fantaisies de leur imagination, ont affirmé une récidive de la maladie du Roi à cette date. Michelet, entre autres, ne peut s'empêcher de supposer que les contemporains ont oublié la rechute et il supplée à ce qui lui paraît être une lacune, imité en cela par J. Monod. P. Moreau de Tours, intervertissant l'ordre des événements, place le bal des Sauvages avant la catastrophe de la Forêt du Mans, et, par une double erreur, chronologique et logique, il donne comme cause déterminante à la folie de Charles VI la terreur éprouvée par le Roi pendant l'incendie.

Les médecins assuraient que la santé du Roi était entièrement satisfaisante, quand, subitement, vers le 15 juin 1393, Charles VI « revint en la fureur où il avait été au Mans. » (Juvénal des Ursins.) « Tout à coup, dit le Religieux, il commença à donner, comme auparavant, des signes de démence et à se livrer à des extravagances tout à fait indignes de la Majesté Royale. Il n'avait point cessé d'abord de reconnaître ses amis, ses familiers et tous les gens de sa maison ; il se souvenait même d'eux en leur absence et les nommait par leurs noms. Mais, à la longue, son esprit se couvrit de ténèbres si épaisses, qu'il oublia complètement jusqu'aux choses que la nature aurait dû lui rappeler. Ainsi, par une bizarrerie étrange et inexplicable, il prétendait n'être pas marié et n'avoir jamais eu d'enfants ; il oubliait même sa propre personne et son titre de roi de France, soutenant qu'il ne s'appelait point Charles, qu'il n'avait point pour armes les fleurs de lys. »

« Lorsque Isabeau de Bavière l'approchait, pour lui prodiguer les marques de son chaste amour, le Roi la repoussait, en disant avec douceur à ses gens : « Quelle est cette femme dont la vue m'obsède ? Sachez si elle a besoin de quelque chose, et délivrez-moi comme vous pourrez de ses persécutions et de ses importunités, afin qu'elle ne s'attache pas ainsi à mes pas. » De toutes les femmes, Mme la Duchesse d'Orléans était celle dont la présence lui était le plus agréable ; il l'appelait sa sœur bien-aimée et allait la voir tous les jours. Bien des gens interprétaient en mal cette prédilection. »

« Cette fatale et déplorable maladie dura jusqu'au mois de janvier, sans que toute la science des médecins pût y apporter aucun remède. Malgré de nombreuses consultations qu'ils eurent à ce sujet, ils ne parvinrent même pas à en découvrir la cause... »

Cependant le Roi recouvra la santé en janvier 1394, après sept mois de maladie. Vers la fin de cet accès, le duc de Bourbon avait fait venir de Lyon « un physicien très excellent, lequel médichina le Roy et lui fit purgacion par la tête (incisions du cuir chevelu). Par quoi il assouaga. Dont tout son peuple eut merveilleusement grande joie. » (Chronique des quatre premiers Valois.)

Après la guérison, le Roi ne cessait de trembler au souvenir des accès passés. Il multipliait les pèlerinages, les oraisons, les neuvaines, les dons aux chapitres, etc.

« Il n'en rechuta pas moins merveilleusement » en août 1395. Cet accès a été décrit avec soin par le Religieux de Saint-Denis : « Ce qui causait un juste étonnement, c'est que, dans l'égarement qui couvrait son esprit d'épaisses ténèbres, il n'oubliait aucun de ses familiers, présents ou absents, tandis qu'il ne reconnaissait pas la Reine ou ses enfants, même lorsqu'ils se présentaient à sa vue. S'il apercevait ses armes et celles de la Reine, gravées ou peintes sur les vitraux ou sur les murs, il les effaçait en dansant d'une façon burlesque ou obscène ; il prétendait qu'il s'appelait Georges et que ses armoiries étaient un lion traversé d'une épée. On craignit que dans ses accès de folie, où il n'avait aucun souci de sa dignité, il ne lui arrivât quelque accident, et l'on fit murer toutes les entrées de l'Hôtel Royal de Saint-Pol. Il courait souvent çà et là dans son palais, jusqu'à complet épuisement de ses forces. »

Le Roi prétendait aussi qu'il était de verre, se bardait d'attelles de fer, craignait de se briser en tombant, etc : *Existimabat nonnunquam se vitreum esse, nec tangi patiebatur, virgas ferreas vestimentis inserebat, mullisque modis sese armabat ne cadens frangeretur. (Pii II Commentarii.)*

Dans un accès de colère, il chassa le plus célèbre de ses médecins, Renaud Fréron.

A la même date, selon Juvénal des Ursins, « il y eut une grande consultation des physiciens de l'Université de Paris et autres, dont il estoit mémoire. Et fut mise la matière en termes, et spécialement si la maladie qu'il avoit venoit par des causes intrinsèques ou par des accidents extrinsèques. Et y eut divers arguments et imaginations. Et finalement, on ne sçeut que conclure, et demeura la matière indiscusse et sans aucune détermination ; dont les seigneurs ne furent pas bien contents. »

La Reine, souvent maltraitée par son époux, refusa de partager plus longtemps la couche royale. On mit dans le lit de Charles VI Odette de Champdivers, fille d'un marchand de chevaux, qui fut richement dotée pour sa peine et surnommée *parva regina*. Le Religieux de Saint-Denis ajoute ce commentaire : « Cela s'était fait du consentement de la Reine : ce qui semble fort étrange ; mais la pensée qu'entre deux inconvénients il vaut mieux choisir le moindre faisait qu'elle se résignait à ce sacrifice. »

« On n'osait plus faire sortir le Roi, on le laissait à l'Hôtel Saint-Pol ou dans la librairie du Louvre. On lui mettait dans les mains des figures pour l'amuser. Immobiles dans les livres écrits, ces figures prirent mouvement et devinrent des cartes. » (Michelet.) C'est à cette époque, et pour distraire Charles VI, que les cartes auraient été inventées par le bouffon du Roi.

On le menait aux Mystères. « Le peuple voyait alors le Roi, plus pauvre encore que lui sur le trône, pauvre d'esprit, pauvre d'amis, délaissé de sa famille, de sa femme, veuf de lui-même et se survivant, riant tristement du rire des fols, vieil enfant sans père ni mère pour en avoir soin. » (Michelet.)

A l'Hôtel Saint-Pol, son bouffon Hainselin semble avoir eu surtout recours, pour l'amuser, à des facéties bruyantes et désordonnées. A l'exemple de son maître, le bouffon déchirait fréquemment sa chemise. Il lui arriva d'user 47 paires de souliers en une seule année. C'était, dit Gazeau, un fou « particulièrement agité. » (Cité par Moreau de Tours, dans : *Fous et Bouffons*.)

Le Religieux de Saint-Denis signale un autre fait intéressant d'interpsychologie morbide : « Pendant les crises du Roi, il y avait, dit-il, dans le Royaume, beaucoup de nobles et de gens du menu peuple qui étaient atteints de la même affection. »

Il semble que, durant la seconde moitié de l'année 1395, la maladie n'ait guère quitté le Roi. Les médecins désespéraient de la guérison, lorsque, tout à coup, au mois de février 1396, le Roi revint à la santé.

Pendant la première moitié de 1397, Charles VI fut atteint d'une nouvelle récidive. Le 15 juillet, une amélioration s'étant manifestée, le Roi, pour reconnaître ce bienfait, « se rendit en pèlerinage à Notre-Dame de Paris, en vêtement d'apparat, et offrit à Dieu des actions de grâces... » « Depuis ce jour jusqu'au vendredi de la semaine suivante, le Roi jouit de son bon sens. Mais, le lendemain, sentant revenir ses accès de démence, il demanda qu'on lui ôtât son couteau et donna ordre au Duc de Bourgogne qu'on en fît autant à tous les gens de la Cour. Il avait éprouvé ce jour-là de telles souffrances, que le lendemain il fit venir ledit duc et d'autres seigneurs, et leur déclara, en pleurant, qu'il préférait la mort à de pareils tourments. »

« Il estoit chose bien piteuse, dit à son tour Juvénal, d'ouïr les regrets qu'il faisoit quand il sentoit qu'il devoit renchoir, et invoquant et réclamant la grâce de Dieu et de Notre-Dame et de plusieurs corps saints. »

Deux moines imaginèrent de faire prendre au Roi de l'eau distillée sur des perles mises en poudre, proposèrent des incisions du cuir chevelu, et ayant, en désespoir de cause, accusé le Duc d'Orléans d'avoir exercé un sortilège sur la personne du prince, ils furent condamnés à être coupés par quartiers. On eut aussi recours inutilement aux propriétés miraculeuses d'un prétendu suaire du Sauveur, que le connétable de Sancerre avait fait venir de Bourges.

* * *

A partir de l'année 1397, il devient très difficile de suivre la maladie du Roi à travers ses très nombreuses intermittences. Chéreau dit avoir dressé le tableau des principales phases de l'affection jusqu'en 1409, mais il n'a pas publié ce travail. Brachet, à son tour, affirme que la rechute de 1393, c'est-à-dire la première, a été suivie de quarante-deux autres, et il renvoie à une liste chronologique des rechutes et des rémissions du Roi, qu'il a pareillement omis de publier. Une telle entreprise serait à coup sûr très séduisante : elle permettrait, par une représentation graphique des différentes phases de l'affection, de saisir, dans une vue d'ensemble à la fois très rapide et très claire, l'évolution de la folie du Roi. Mais cette œuvre, avec les documents qui nous restent, ne comporterait, à mon avis, qu'une rigueur scientifique illusoire et qu'une fausse précision. Cependant, à défaut de cette chronologie minutieuse, on peut établir, avec une approximation suffisante, le nombre, la durée et la symptomatologie des accès, la durée et la forme des intermittences, en un mot, l'évolution générale de la maladie du Roi.

Les accès, à mesure que l'affection se prolonge, semblent devenir plus fréquents et plus persistants. Ils durent parfois plus d'une année. Le livre de la Maison royale atteste alors les dégâts causés par la fureur du malade. Il note le prix des « longues houppelandes moult gâtées dans les allées du jardin de Saint-Pol, » des « tentures de la chambre royale trouées et dessirées. » Il fait mention, très fréquemment, de « grands draps baignoirs pour le Roy. »

Dans le tableau clinique de la maladie du Roi, deux caractères surtout ont frappé les contemporains : l'intermittence et la monotonie des accès. Les alternatives de récidive et d'amélioration se succèdent avec une régularité dont l'entourage peut, dans une certaine mesure, prévoir et escompter les effets. Pendant les crises, on attend avec confiance que le Roi recouvre la santé. On profite des phases d'amélioration pour faire intervenir le Roi dans les affaires d'État : mais on se hâte, car on sait que la rechute est proche.

Chaque accès présente une grande ressemblance, sinon une complète identité, avec les accès précédents. Les chroniqueurs, pour annoncer les rechutes, emploient fréquemment des phrases telles que celle-ci : le Roi « entre alors en *la même* frénésie où il avait été auparavant. » Et cette répétition uniforme des accès les dispense d'une plus longue description.

Toutefois, il faut noter qu'en 1405, le Roi semble être tombé dans un état de prostration, physique et mentale, particulièrement accusée. Voici sur ce point les renseignements consignés par Juvénal des Ursins, qui, à cette époque, visitait régulièrement le Roi à l'Hôtel Saint-Pol :

« C'estoit grand pitié de la maladie du Roy, laquelle lui tenoit longuement. Et quand il mangeoit, c'estoit bien gloutonnement et louvissement. Et ne le pouvoit-on faire despouiller et estoit tout plein de poux et de vermine et d'ordures. Et avoit un petit lopin de fer, lequel il meist secrètement au plus près de sa chair, de laquelle chose on ne sçavoit rien et lui avoit tout pourri la pauvre chair, et n'y avoit personne qui ôsast approcher de lui pour y remédier. Toutesfois il avoit un physicien qui dist qu'il estoit nécessité d'y remédier, ou qu'il estoit en danger et que de la guérison de la maladie il n'y avoit remède comme il lui sembloit. Et advisa qu'on ordonnast quelque six ou douze compaignons déguisez, qui feussent noircis et aucunement garnis dessoubs, pour doubte qu'on ne les blessât. Et ainsi feust faict et entrèrent les compaignons, qu'estoient bien terribles à voir, en sa chambre. Et quand il les vist, il feut bien esbahi, et veindrent de faict à lui. Et avoit-on faict faire tous habillemens nouveaux, chemise, gippon, robe, chausses, bottes, qu'on portoit. Et le prindrent, et il disoit plusieurs paroles, et le dépouillèrent et lui vêtirent les dictes choses qu'ils avoient apporté, et estoit grand pitié le voir, car son corps estoit tout mangé de poux et d'ordures. Et si trouvèrent la dicte pièce de fer. Et toutes fois qu'on le vouloit nettoier, falloit que le feust par la dicte manière. »

Sur l'état du Roi pendant l'intervalle des accès, les contemporains nous ont laissé des indications très diverses et parfois contradictoires. Il est un caractère cependant qu'ils s'accordent à noter : c'est l'extrême instabilité de l'état mental.

Le Religieux s'exprime en ces termes : « Le Roi avait parfois des intervalles de calme… Mais soudain on le voyait changer : il frémissait et criait, comme s'il eût été piqué de mille pointes de fer, et se disait poursuivi par ses ennemis. »

Jean Brandon écrit dans le même sens : « *Nec sensum, nec intellectum habebat discernandi inter bonum et malum. Aliquandotamen lucida sibi provenerunt intervalla… Sed, in ictu oculi conversus, fantaziando loquebatur.* »

V. — LES INTERVALLES LUCIDES

Les troubles relevés chez le Roi pendant l'intervalle des accès portent sur l'attention, la mémoire, l'affectivité, la volonté.

Très fréquemment, le Roi se montre distrait, inattentif, étranger à tout ce qui se passe autour de lui. Il est incapable de surveiller ses serviteurs, qui en profitent pour mettre ses biens au pillage. On lit, à ce sujet, dans le *Songe véritable*, ces vers, confirmés par le livre des comptes de la Maison royale :

Il n'a joyaux en garde robe,
Et son trésor on ly dérobe.
Il en pert bien aux bons atours.
Que ont ses pauvres servitours.

En même temps que l'attention, la mémoire est troublée. « Il revint assez en bonne mémoire, dit Monstrelet, non pas telle que paravant il avait eue… Et, pour cette douloureuse maladie, perdi, toute sa vie durant, grant partie de sa bonne mémoire. » Il arrive au souverain de donner le même poste en même temps à plusieurs personnes, ce qui cause beaucoup d'ennuis au chancelier.

La sensibilité du Roi paraît, elle aussi, altérée. Charles VI fait preuve, à plusieurs reprises, d'une indifférence anormale en apprenant la mort de ses amis ou de ses proches. Il pardonne aux assassins du duc d'Orléans avec une facilité surprenante : « Pardonna doucement et bénignement, dit Juvénal, et faisoit tout ce qu'on vouloit. » Au moment où ses armées viennent d'éprouver des désastres, au moment où la France est envahie par les Anglais, le Roi organise des fêtes et des tournois. « La vénérable Université de Paris résolut de faire des remontrances au Roi à ce sujet. Un savant docteur en théologie prononça même un discours plein de raisons solides et d'exemples. » Le Roi resta insensible aux arguments les plus pathétiques.

Les troubles de sa volonté le livraient sans défense aux suggestions de son entourage. Monstrelet raconte qu'« il était content de traicter en tous états selon l'opinion de ceux qui étaient assistants en sa présence, tant en son préjudice comme autrement. » « Il est entouré, dit le Religieux, d'une foule de gens avides de ses trésors, qui ne peuvent supporter aucun refus et qui, à force d'importunités, le dépouillent de tout, vêtements, joyaux, vases d'or et d'argent ; et le peu qui lui reste est sans cesse mis en gage pour subvenir à ses besoins. »

C'est ce que le *Songe véritable* a exprimé avec une verve malicieuse :

Brief il n'a rien que il demande
N'en ne fait rien que il commande.
Quand on veut on le tient en mue
Et quand on veut on le remue.
Il fait tout, et si ne fait rien.

Mais, à côté de ces textes, qui semblent indiquer dans l'intervalle même des accès une grave altération de l'état psychique, les contemporains nous ont laissé d'autres documents, qui semblent contredire les précédents et attester au contraire la restauration presque complète de l'intégrité mentale pendant les périodes que la plupart des auteurs dénomment « périodes de guérison » ou « de santé. » Le Religieux de Saint-Denis écrit : « Le Roi ne restait pas toujours dans cet état de folie. Il assistait alors au Conseil, recevait les ambassadeurs, et répondait à tout avec assez de bon sens. »

Jean Brandon note également l'existence d'intervalles lucides : « *ut optime sentiret et responderet per tempus ad bene disponendum de multis.* »

L'attention du Roi, si souvent distraite, était capable, à certains moments, de se fixer. Si l'on s'en rapporte au texte du Religieux de Saint-Denis, le Roi écoute longuement les ambassadeurs, répond point par point à leurs discours ; il donne audience à ses sujets, accueille les requêtes, rend des ordonnances, accorde des grâces. Sa repartie serait non seulement prompte, mais encore pleine d'à-propos. Il aurait pris une part active aux épineuses négociations du schisme, et discuté un jour avec l'empereur Wenceslas la possibilité d'une entente commune au sujet des affaires pontificales.

Mais les documents d'archives sont ici plus intéressants que les déclarations d'un historien officiel. Or on retrouve dans les Comptes de la Maison du Roi des textes permettant d'établir que Charles VI, dans les intervalles de ses accès, s'adonnait non seulement aux jeux d'adresse : tir à l'arc, à l'arbalète, jeu de paume, chasses, tournois, etc., mais encore aux jeux de combinaison, notamment aux cartes et surtout au trictrac, et aux dames.

En août 1413, nous voyons le Roi diriger en personne les opérations d'une sorte de scrutin parlementaire. C'est de Baye, greffier de la Cour, qui a rédigé le compte rendu de cette élection : « Li Roiz notre sire entra après sa messe finée en sa chambre de Conseil… et, par le commandement du Roi, allèrent tous hors de la chambre, hors le Roi… Et moi de Baye, le graphier de la court… Je fis jurer par le commandement du Roi un chacun successive… Et après tous aussi nomma le Roi et donna sa voix à celui qui vollt… Si me commanda le Roy, que les huis dudit Conseil ouvers, je publiasse le dit scrutin… Et, ce fait, se leva le Roi, et s'en ala chacun en sa chascune, combien que avant le département fu supplié au Roy d'aucun seigneur qu'il donnât ce lieu de quart président…, qui vacoit, à maistre J. de Wailly, naguère chancellier de Guienne. »

La mémoire du Roi, autant que son attention, se révèle, dans beaucoup de circonstances, fort bien conservée. Il reconnaît les personnages de la Cour, les nomme par leur nom, se rappelle leurs titres et leurs attributions. En 1420, il reçut le roi d'Angleterre et l'accompagna dans Paris, sans oublier les moindres formalités du cérémonial usité en pareille occasion. « Adonc, raconte Monstrelet, fut présenté aux deux roys à baiser les sainctes reliques, et premièrement au roi de France, lequel se tourna vers le roy d'Angleterre, en lui faisant signe qu'il voulsist premier baiser, et le roy d'Angleterre, en mectant main à son chaperon, faisant révérence au roy de France, lui fit signe qu'il baisast. Et, en ce faisant, baisa ledit roy de France, et après lui le roy d'Angleterre. »

La sensibilité du Roi, en dépit de longues périodes d'insouciance et d'apathie, se manifeste parfois avec une certaine vivacité. S'il reste indifférent, ou hostile même, à l'égard de son frère et de sa femme, il est plein de tendresse et de sollicitude pour son fils, le dauphin. « Quelques personnes, dit le Religieux, osèrent accuser la Reine de négliger ses enfants. Le Roi en fut fort irrité. Il voulut savoir la vérité de la bouche même de son fils aîné, et lui demanda affectueusement depuis combien de temps il était privé des embrassements de la Reine sa mère. « Depuis trois mois, répondit le Dauphin. »

Juvénal raconte cette anecdote : « Or advint, une fois que le Roy disnoit et estoit à table, que la nourrice, laquelle nourrissoit monseigneur le Dauphin, vint devers le Roi et dit qu'on ne pourvoyoit en rien ledit Seigneur, ni celle ou ceux qui estoient autour de lui et qu'ils n'avoient que manger ni que vestir. Le Roy de ce fut très malcontent et répondit à la dicte nourrisse que luy-mesme ne pouvoit rien avoir et qu'il n'avoit autre chose, et fut le Roy très mal content des façons qu'on tenoit. » Le Religieux confirme ce récit et ajoute que le Roy « donna sa coupe d'or à la demoiselle qui gardait son fils, » en reconnaissance de ses bons services.

En 1416, la fin d'un de ses fils, qui meurt de tuberculose pulmonaire à l'âge de neuf ans, l'afflige profondément, au dire du Religieux.

Enfin il n'est pas rare que la volonté du Roi s'affirme et s'impose, avec une fermeté qui dégénère souvent en obstination. Dès que l'on contrarie son bon plaisir, il s'irrite et exige brutalement l'obéissance. Il chasse son médecin Renaud Fréron, dont les prescriptions lui sont insupportables. Au savant docteur en théologie, Benoît Gentien, religieux de Saint-Denis, qui lui présente, en s'appuyant sur des « raisons solides, » « et des exemples, » de respectueuses remontrances sur son goût excessif pour les tournois, il répond : « J'ai à cœur d'échapper à l'oisiveté et de consacrer ma vie à de nobles actions. Tel est le rôle qui convient à la Majesté Royale ; et, comme mon intention est de suivre désormais cette ligne de conduite, je trouve fort mauvais qu'on vienne ici me donner des leçons. Voilà ma réponse formelle. Qu'on se le tienne pour dit. » Le tournoi eut donc lieu… » (Religieux de Saint-Denis.)

De même, lorsqu'en 1408 un moine audacieux, nommé Jacques Legrand, dans un sermon devant la Cour, reproche à la Reine ses débauches, le Roi prend fait et cause pour lui, résolument. « La déesse Vénus règne seule à votre cour, s'était écrié le capucin. Partout, noble Reine, on parle de vos désordres. » « Ce langage, écrit le Religieux, fut loin de plaire à la Reine. Un de ses familiers dit avec humeur : « Si l'on m'en croyait, on jetterait à l'eau ce misérable ! » Quelques courtisans, afin d'attirer sur lui la colère du Roi, allèrent lui raconter que le moine Augustin avait parlé de la Reine dans les termes les plus offensants. Le Roi en témoigna, au contraire, beaucoup de satisfaction. Il désira même l'entendre… Ce jour-là, donc, le religieux prêcha en présence du Roi… A peine le Roi l'eut-il entendu, qu'il se leva et vint se placer en face du religieux. Tout autre eût été intimidé par la vue d'un si grand prince, mais lui n'en montra que plus de résolution… Le Roi applaudit à sa franchise, et, contre l'attente des gens de cour, il le prit sous sa protection et résolut de mettre un terme aux excès qu'il avait signalés. Mais il ne put accomplir cette résolution : il éprouva une rechute le 9 juin, et resta malade jusqu'à la fin de juillet. »

Les actes qui témoignent de la lucidité du Roi sont aussi fréquents dans les dernières années de sa vie qu'au commencement de sa folie. En 1412, en 1414, en 1417, après dix, douze et quinze ans d'aliénation, on le voit partir pour la guerre, assister aux sièges, à Melun, à Compiègne, à Troyes. C'est en 1420 qu'il reçoit le roi d'Angleterre. Un texte d'archives le montre jouant à la paume dans le bois de Vincennes, trois mois avant sa mort.

C'est le 21 octobre 1422 que le Roi mourut, à l'Hôtel Saint-Pol, d'une maladie intercurrente non déterminée. « En iche-lui, dit P. Cochon, prist au roi de France, nommé Charles VI, une maladie qui ne dura guère et trépassa le mercredi XXIe jour d'octobre. » Monstrelet donne de l'autopsie cette relation succincte : « Et fut trouvé qu'il avoit le cuer et le foye net. »

VI. — LES OPINIONS MÉDICALES

Cette étude, d'après les textes, de la folie de Charles VI, constitue un simple chapitre de cette Médecine de l'Histoire, qui tend à introduire, dans la critique historique, l'enquête médicale, se propose d'éclairer la conduite et les actes des hommes par l'analyse médico-psychologique des éléments de leur caractère, et de déterminer les facteurs pathologiques qui sont intervenus dans les réactions humaines, individuelles et collectives, du Passé. En recherchant maintenant quelle a été, depuis l'ère contemporaine jusqu'à nos jours, l'opinion des médecins sur la maladie du Roi, je compléterai cet essai de Médecine de l'Histoire par un bref chapitre d'Histoire de la Médecine.

Les médecins contemporains ne nous ont transmis ni observation ni diagnostic. Seule, la cause de la maladie les intéressait. S'agissait-il d'un empoisonnement ou d'un épanchement de bile ? Telle fut la question qu'ils discutèrent par voie de syllogisme, mais sans succès, car Juvénal nous apprend que cette maladie « moult les esbahit et déconfit, » et le Religieux ajoute qu' « ils ne parvinrent même pas à en découvrir la cause. » Guillaume de Harseley, praticien renommé, avait reconnu que le Roi avait « le chief tendre et tost esmu » et recommandait de « ne pas le *courroucier ni le mélancholier*. », Mais ce n'était là, dans sa pensée, qu'un pronostic, et un mode de traitement, non un diagnostic. Quant au nom donné à l'affection par les différens auteurs, il est extrêmement variable et imprécis. Le Religieux dit : *Amentia, Insanitas, Desipientia.* Juvénal, Froissart, Monstrelet emploient indistinctement les mots de folie, frénésie, démence, aliénation d'esprit, aberration de l'entendement, etc. Il faut arriver au XIXe siècle, pour trouver l'expression de diagnostics scientifiques touchant la maladie de Charles VI. Parmi ces diagnostics, on peut établir deux catégories : d'un côté, il y a unanimité des médecins et des aliénistes pour proclamer l'existence, chez le Roi, d'un état maniaque. De l'autre côté, nous voyons, seul contre tous, un historien, A. Brachet, opposer à l'opinion concordante des médecins le diagnostic exclusif de : Confusion mentale.

En faveur de la manie, nous citerons seulement Audry (*La Folie de Charles VI*, Lyon, 1888), A. Chéreau (*La maladie de Charles VI*, Union médicale, 1862), Bird, en Allemagne (*Allgemeine Zeitschrift für Psychiatrie*, VI-512). Plus intéressante est l'opinion de Moreau de Tours et de Legrand du Saulle, qui ont introduit, dans le diagnostic de la maladie du Roi, la notion de folie périodique.

Dans son *Traité de médecine légale*, page 244, Legrand du Saulle cite Charles VI comme exemple, pour démontrer que, dans les intervalles lucides de certaines formes d'aliénation, la capacité testamentaire est intacte. « Pendant la maladie de Charles VI, dit-il, dès qu'il apparaissait un intervalle lucide, les pouvoirs du conseil de Régence étaient suspendus. En revenant ainsi à la santé et ressaisissant sa volonté, le Roi apaisait les discordes qui déchiraient sa famille, réparait bien des malheurs et relevait l'Etat que les désastres de la guerre entraînaient vers l'abîme. »

Moreau de Tours, dans son livre sur la Psychologie morbide, au chapitre des exemples historiques et à propos de l'hérédité de Louis XI, formule incidemment le diagnostic qu'il avait porté sur la maladie de Charles VI. Les faits historiques qu'il allègue sont contestables ou même certainement inexacts. On sait en effet combien est douteuse la parenté de Charles VI, fou et époux d'une reine débauchée, avec ses prétendus descendants, que les auteurs surnomment trop souvent, au mépris de la critique du témoignage : les enfants de la démence. De même, Moreau de Tours signale, comme facteurs écologiques de la folie du Roi, l'empoisonnement de son père Charles V, qui semble bien être mort de mort naturelle, et l'accident du bal des Ardents qui est, sans aucun doute, postérieur au début des troubles psychiques du monarque. Mais le nom donné à l'affection, présenté comme l'expression d'un diagnostic et imprimé en caractères italiques, est celui de « manie périodique. » C'est la première fois qu'on trouve ce diagnostic formulé d'une façon nette et complète.

Il convient de signaler encore cette incidente d'une phrase extraite du livre *Fous et Bouffons* : « En proie à une *noire mélancolie*, on conçoit que Charles VI ait été entouré de bouffons qui devaient essayer de le distraire. » Mais ceci n'est plus un diagnostic et on ne peut savoir quelle importance attachait au juste Moreau de Tours à la notion de cette « noire mélancolie » dans un cas de « manie périodique. »

Enfin A. Brachet, dans son livre d'une documentation admirable, sur la Pathologie des rois de France (1903), s'est inscrit en faux contre le diagnostic de tous les autres auteurs.

« Aux conclusions des aliénistes, dit-il, qui n'ont trouvé d'autre formule de la folie de Charles VI que celle de manie périodique, consécutive à une cause prédisposante, d'ailleurs imaginaire, l'empoisonnement de son père Charles V, manquant ainsi à toutes les règles cliniques qui imposent au psychiatre la recherche de l'hérédité maternelle, nous opposerons les conclusions suivantes :

Terrain : Lignée maternelle vésanique, lignée paternelle arthritique, consanguinité univoque.

Cause déterminante : fièvre typhoïde, chez le patient, à l'âge de vingt-quatre ans, avec troubles psychiques de convalescence.

Cause provocatrice : insolation, deux mois après.

Définition de la psychose : par l'étude *a posteriori* des rémissions, on doit conclure à la confusion mentale.

Or, c'est précisément la confusion mentale qu'indique *a priori* l'étiologie, comme forme de la psychose consécutive à l'infection (cf. les travaux de Séglas, Ph. Chaslin). Dès lors, on peut affirmer, au point de vue de l'histoire, l'incapacité gouvernementale complète de Charles VI pendant les quarante-deux rémissions de ces trente années de folie (à l'inverse de ce qui se passe, par exemple, dans la folie circulaire).

Conclusion : Folie infectieuse chez un héréditaire, à hérédité maternelle vésanique, à hérédité paternelle arthritique. »

Notons enfin l'existence d'une thèse de M. J. Sallet (de Toulouse, 1907), sur la folie du roi Charles VI, dans laquelle l'auteur se borne à adopter et à transcrire les conclusions d'A. Brachet.

Cet aperçu historique nous montre donc les diverses théories pathogéniques et nosologiques de la folie, aux prises, à travers les siècles, avec un cas complexe et d'interprétation difficile. Le moyen âge applique sa pathogénie ordinaire d'empoisonnement ou de modification humorale. Plus tard, quand la conception de la manie intermittente est acquise, la maladie de Charles VI paraît rentrer tout entière dans ses cadres. Mais un examen plus détaillé des textes et, d'autre part, l'impulsion donnée à la conception nosologique de la confusion mentale par les travaux de Chaslin, de Séglas et de Régis ont modifié ces conclusions et permis de rendre un compte plus exact de certains symptômes, qui échappaient au tableau clinique ordinaire de la manie périodique. Chacun de ces diagnostics, appliquant à la solution d'un même problème nosologique les progrès les plus récents de la science médicale, représente, au cours de l'évolution des doctrines, un moment de l'histoire de la Psychiatrie. A mon tour, je me propose, dans cette étude, d'apporter des conclusions plus précises et plus rigoureuses sur l'affection du Roi, d'après les données plus complètes et plus solidement établies de la psychiatrie contemporaine. En même temps, ce travail sera pour nous l'occasion de constater, une fois de plus, les variations et l'incertitude des documents, la difficulté de l'interprétation des faits, même à la lumière des notions scientifiques acquises, et l'intérêt de la critique du témoignage.

VII. — DISCUSSION DES TÉMOIGNAGES. ÉTUDE CLINIQUE

La première indication d'ordre pathologique que contienne l'histoire de Charles VI se rapporte à, l'affection qu'il présenta, en avril 1392, à Amiens. Lors de son passage dans cette ville, à vingt-quatre ans, le jeune monarque fut atteint d'une maladie fébrile, épidémique, compliquée de troubles cérébraux (chaude maladie, fièvre chaude) qui semble avoir duré au plus six semaines, et dont la convalescence fut remarquable par sa longue durée et par des troubles profonds de nutrition (chute des cheveux et des ongles). Cet ensemble de caractères autorise, selon l'opinion, d'ailleurs trop affirmative, de Brachet, à rapporter les accidents à la fièvre typhoïde.

C'est au déclin de cette convalescence traînante que Charles V1, malgré son entourage et ses médecins, entreprit l'expédition contre le duc de Bretagne. Cette résolution, à laquelle le Roi s'obstina sans raison et dans des conditions défavorables, apparaît déjà comme un acte pathologique, et on peut avancer qu'elle se range parmi les manifestations prodromiques (euphorie, besoin d'activité, esprit d'aventure) de l'accès d'excitation et de délire qui allait éclater. Les accidents d'ailleurs se précipitent et, à peine arrivé au Mans, le Roi donne à tous l'impression d'un malade et d'un agité. Enfin, le 5 août 1392, sourd aux conseils de ses parents, le Roi, par une chaleur torride, sort de la ville à cheval et armé de pied en cap. Ici se place l'incident historique de l'apparition du fameux personnage, qui interpella le monarque à son passage dans la forêt du Mans. Nous possédons sur cette aventure trois versions différentes : la première, celle du Religieux de Saint-Denis, émane peut-être d'un témoin oculaire de l'accident ; la seconde, celle de Froissart, postérieure à la précédente et beaucoup plus imagée et plus pittoresque ; enfin une troisième, de Juvénal, plus sobre et plus concise.

Les trois auteurs s'accordent pour admettre, à titre de fait historique, et sans contestation, l'existence de ce mystérieux personnage. Froissart cependant élève un doute, non sur la réalité mais sur l'intégrité mentale de ce vagabond, et exprime l'opinion qu'il s'agit d'un homme « plus fol que sage. » Ultérieurement, tous les historiens, à ma connaissance, ont reproduit, sur la foi des contemporains, la même version. Michelet parle, il est vrai, des « mirages » au milieu desquels le Roi chemine par ce jour de soleil aveuglant, et emploie pour désigner la venue de cet homme le mot d' « apparition. » Mais il ne semble pas avoir donné à ce terme le sens d'hallucination. Il y a là pourtant, semble-t-il, un problème de critique historique et psychiatrique qui doit être posé, sinon résolu. La diversité des récits transmis par les chroniqueurs, qui décrivent cet homme tour à tour comme « un misérable couvert de haillons » (Religieux de Saint-Denis) et « un homme, tête et pieds nus, vêtu d'une belle cote de burel » blanc (Froissart), l'invraisemblance de la conduite prêtée à ce personnage qui, selon le Religieux, s'acharna à poursuivre le Roi pendant près d'une demi-heure, malgré les menaces et les coups ; enfin l'absence de toute notion sur l'identité de cet individu qui demeure insaisissable et parvient à s'échapper, au milieu d'un grand nombre d'hommes d'armes : un tel ensemble de renseignements paradoxaux, ou même franchement contradictoires, autorise l'historien à révoquer en doute le témoignage positif des contemporains. Ce personnage étrange, vêtu de blanc et comme immatériel, qui surgit inopinément, en prononçant des paroles menaçantes, qui se dérobe aux hommes d'armes, résiste aux coups d'épée, et s'évanouit enfin sans laisser de traces, ce fantôme insaisissable et terrifiant paraît tenir plus du cauchemar que de la réalité ; peut-être serait-il légitime d'interpréter l'apparition de ce « fol homme » comme l'hallucination d'un cerveau malade communiquée à l'entourage, devenue ensuite une hallucination ou une croyance collective, puis une légende, et de considérer cette vision, en quelque sorte, comme le prélude des accidents psychopathiques suraigus qui devaient se déchaîner quelques instants plus tard. En tout cas, cette hypothèse méritait d'être soulevée.

Au sujet de la crise furieuse de la forêt du Mans, la même question se pose : pendant l'accès, comme avant l'accès, peut-on affirmer l'existence d'hallucinations ? Ici encore, le récit des chroniqueurs ne permet guère de résoudre ce problème. Au bruit d'une lance tombée sur une armure, le Roi, tout à coup, comme tiré d'un rêve, tressaille. Il s'écrie : « On veut me livrer à mes ennemis, » et donnant de l'éperon à son cheval, il se précipite dans une course effrénée, « frappant ses amis aussi bien que les premiers venus. » On sait encore par Monstrelet que le Roi, amené à Creil, aurait dit « tantost après qu'il put parler : « Pour Dieu, ôtez-moi cette espée qui me transperce le cuer ! Ce m'a fait beau frère d'Orléans ! » — Et il ajoutait : « Il faut que je le tue ! » La plupart de ces symptômes peuvent, à vrai dire, se rapporter aussi bien à des illusions qu'à des hallucinations. Toutefois, l'ensemble des troubles sensoriels, l'état de terreur intense qui les accompagne, la course éperdue dans la forêt jusqu'à complet épuisement des forces, enfin les conditions écologiques (grande chaleur, armure très lourde, éthylisme possible) constituent autant d'arguments qui plaident en faveur de l'existence d'hallucinations, d'ailleurs associées, dans une large mesure, à des interprétations et à des illusions. Enfin, d'après Froissart, le Roi, pendant cette crise, aurait été travaillé par « une merveilleuse et forte fièvre » et plus tard, au cours de sa convalescence, il n'aurait conservé de son équipée qu'un souvenir très vague et très lacunaire.

A partir de cet accès, il ne sera plus question, dans les documents, de « fièvre et chaude maladie. » L'affection procède par intermittence, selon un type évolutif d'ailleurs assez irrégulier, sans périodicité, vraie ; et, pendant le cours aussi bien que dans l'intervalle des crises, elle présente un ensemble de manifestations complexes, dont il importe de préciser la signification clinique.

Pendant les accès, on reconnaît dans le tableau morbide deux ordres de symptômes, différents ou opposés, qui se succèdent ou même s'associent. Au premier plan, apparaissent des signes d'excitation motrice et psychique : bris d'objets, gestes obscènes, vociférations, etc. Mais, à d'autres moments, et parfois, semble-t-il, dans le même temps, le Roi manifeste un abattement, un état d'inertie et de torpeur où, selon le texte du Religieux de Saint-Denis, il refuse « de changer de chemise et de draps, de prendre des bains, de se laisser raser la barbe, enfin de manger et de dormir à des heures réglées. » Il reste muet pendant de longues heures : « On le venoit voir aucunes fois, dit Juvénal, et luy regardoit fort les gens et ne disoit mot quelconque. » A d'autres moments, il souffre, se lamente, et recherche avec angoisse quelle peut être la cause de pareils tourments. Craignant la colère du ciel, il envoie des dons aux chapitres, notamment à Saint-Julien du Mans, « à cause des meurtres qu'il a commis » dans la forêt. Selon Juvénal, il introduit et conserve dans sa chair un morceau de fer qui produit un ulcère infect. Éprouvant une crainte, d'ailleurs assez naturelle à une époque et dans un milieu fertiles en empoisonnements criminels, évoquant des souvenirs de famille, il se demande s'il n'est, pas empoisonné et, loin de réagir par la colère et les récriminations, il se borne, en désespéré, à supplier qu'on l'achève. « S'il est ici, dit-il, celui qui me fait souffrir, je le conjure, au nom de Notre-Seigneur, de ne pas me tourmenter davantage, de faire que je ne languisse plus et que je meure ! »

De ces manifestations d'inhibition et de dépression, il convient de rapprocher un ensemble de conceptions morbides que Charles VI, au cours de ses crises, exprime fréquemment : ce sont des idées délirantes de négation et de transformation, concernant sa personnalité : il n'a ni trône, ni armoiries, ni femme, ni enfants. Il s'appelle George, il est de verre, etc.

Dans l'intervalle des crises, l'affection du Roi présente, comme au cours des accès, un tableau clinique assez confus et disparate, dont il convient de reconnaître les éléments symptomatiques. Nous avons vu que les documents historiques sur les rémissions de la maladie du Roi sont, en apparence au moins, contradictoires. Dans les textes des différents auteurs, et souvent dans le texte d'un même auteur, on peut isoler deux catégories opposées de renseigne mens, qui semblent prouver : la première, une conservation remarquable, et, la seconde, une abolition presque complète de l'attention, de la mémoire, de l'affectivité et de la volonté du Roi. En présence de telles variations, je ne crois pas qu'il convienne de suivre l'exemple d'A. Brachet, qui se refuse à tenir compte des témoignages favorables à la persistance de l'activité psychique du Roi et admet la faillite continue de la raison du malade dans l'intervalle des accès.

Au contraire, cette extrême diversité des symptômes, devant l'unanimité des témoignages, doit être admise, et peut d'ailleurs s'expliquer facilement. Il est hors de doute que, dans l'intervalle des crises, le Roi ne se montre plus tel qu'il était avant l'éclosion du premier accès : il reste un malade psychique. L'équilibre mental est instable : à certains moments, la raison du Roi subit des défaillances, des éclipses. Mais ces troubles psychiques sont dus à des désordres fonctionnels, variables et passagers, de nature inhibitoire, et non pas à une diminution permanente et définitive de l'activité mentale. Ainsi se résout, ou du moins peut se résoudre, l'apparente contradiction des documents historiques.

VIII. — DIAGNOSTIC DE LA MALADIE. CONCLUSION

Après avoir étudié en détail l'observation du malade, après avoir discuté l'existence et la signification clinique des principaux symptômes, il importe de reconstituer, avec l'ensemble de ces données, le diagnostic de la maladie du Roi.

La notion étiologique d'une lourde hérédité morbide est tout d'abord évidente : il existe, notamment dans la lignée maternelle, de nombreux antécédents psychopathiques de nature surtout dépressive.

Dans sa jeunesse, le Roi, de constitution physique robuste, mais d'intelligence probablement médiocre, débauché, prodigue, et toujours en proie à une agitation stérile, se présente avant tout comme un déséquilibré du caractère et de la conduite.

Sur ce terrain constitutionnellement taré survient, à l'âge de vingt-quatre ans, une affection fébrile (probablement une fièvre typhoïde), qui s'accompagne de troubles psychiques et convulsifs, si l'on s'en réfère au sens ordinaire de l'expression : « chaut mal, » au moyen âge. Pendant la convalescence, qui est lente et difficile, le Roi se montre bizarre, fantasque, agité et il entreprend follement cette expédition de Bretagne, qui devait être interrompue si misérablement, presque à son début, par la crise furieuse de la forêt du Mans.

Cet accès de la forêt du Mans suscite quelques difficultés d'interprétation diagnostique. La discussion du problème ne dépasse pas cependant des limites assez étroites et assez précises. D'une part, cet épisode, par plus d'un point, ressemble aux accès ultérieurs : agitation motrice et psychique, déjà évidente les jours précédents, tendances élastiques très violentes, telles qu'on les retrouvera, d'une manière invariable, dans toutes les autres crises. Mais, par ailleurs, on voit revenir, dans la description de cet accès par les contemporains, des termes tels que : fièvre et chaude maladie, qui rappellent certains éléments de l'affection d'Amiens. En dehors des symptômes d'excitation, qu'on peut rapporter à la manie, le tableau morbide par certains traits ressemble singulièrement à la crise hallucinatoire, anxieuse et désordonnée des épisodes délirants subaigus, d'origine toxique : les troubles sensoriels, les terreurs, la fugue, la chevauchée furieuse contre des ennemis imaginaires, l'inconscience, la fièvre, l'épuisement consécutif allant jusqu'au collapsus, et enfin l'amnésie ultérieure des faits de la crise, représentent les symptômes classiques des accidents cérébraux subaigus qui surviennent au cours des psychoses toxiques, à forme confusionnelle, et tels qu'on peut les observer dans l'alcoolisme, l'insolation, le surmenage, etc. C'est le mérite d'A. Brachet d'avoir insisté sur l'importance diagnostique de cet élément de confusion mentale, jusqu'alors méconnu dans la folie du Roi par les aliénistes eux-mêmes. On conçoit qu'un tel accès, survenant après celui d'Amiens, ait pu donner à cet historien l'impression d'un état confusionnel continu avec paroxysmes, d'une sorte de confusion mentale à répétition. Mais les prodromes mêmes de cet accès, aussi bien que son évolution ultérieure, semblent prouver que, dans le tableau morbide, deux ordres de symptômes se sont superposés et comme enchevêtrés. Cette association clinique d'éléments maniaques et confusionnels s'explique par la prédisposition à la manie que démontre la biographie du Roi, et, d'un autre côté, par des conditions accidentelles d'auto et d'hétéro-intoxication, dont il est difficile de préciser l'importance et la nature, mais qu'on peut, selon toute vraisemblance, rapporter à la fatigue, la chaleur et l'insolation, et peut-être aussi à un appoint éthylique : on sait, en effet, que Charles VI était buveur, et il est probable que, par ce jour de grande chaleur, il avait, sous l'influence de l'excitation maniaque, commis quelques excès de boisson.

La série des accès suivants présente une symptomatologie plus franche, dégagée de tout élément confusionnel, et qui justifie pleinement l'opinion de tous les aliénistes sons exception, qui ont porté sur la maladie du Roi le diagnostic d'excitation maniaque. Agitation psychique et motrice, cris, chants, gestes obscènes, tendances élastiques particulièrement développées, voilà bien le tableau de la fureur maniaque, telle que l'ont décrite les plus anciens auteurs.

Cette manie possède un autre caractère, qui avait frappé les contemporains, et dont les travaux de Baillarger et de Falret devaient rendre l'interprétation facile à des aliénistes tels que Moreau de Tours et Legrand du Saulle : ce caractère, c'est l'intermittence. La folie du Roi présente tous les traits de la manie intermittente : début et cessation brusques, répétition monotone et presque identique des mêmes accidents, intervalles de lucidité relative, pendant lesquels subsistent de l'instabilité de l'humeur, des désordres psychiques multiples et transitoires, sans affaiblissement intellectuel véritable, évolution plutôt vers la chronicité que vers la démence, et, au bout de trente années, malgré la fréquence croissante d'accès presque subintrants, conservation remarquable de la conscience, de la critique personnelle et du jugement.

Mais la maladie ne se réduit pas à de la manie intermittente. On y trouve, survenant également par accès, les éléments de la dépression psychique : abattement, tristesse, craintes, mutisme, inertie psychique et motrice, idées délirantes pénibles. Ces symptômes, d'ordre mélancolique, semblent avoir prédominé au cours de l'accès de 1405. Il est même probable que ces éléments d'excitation et de dépression se sont souvent associés dans le tableau morbide des mêmes crises, réalisant ainsi le syndrome de l'état mixte, dont il est intéressant d'entrevoir ici l'observation rétrospective. Ainsi l'interprétation du cas individuel de Charles

VI bénéficie des progrès que la notion nouvelle des états mixtes, formulée par Kraepelin, et vulgarisée en France par Deny et Camus, a introduits en psychiatrie.

En résumé, le diagnostic de la folie de Charles VI peut, dans l'état actuel de nos connaissances, se formuler dans les propositions suivantes :

Déséquilibration constitutionnelle de l'émotivité et de la volonté. *Psychose intermittente*, à prédominance d'accès maniaques, avec états mixtes. Apparition épisodique, à la suite d'incidents infectieux ou toxiques, de *crises confusionnelles* et anxieuses, de courte durée, dont les éléments se sont combinés à ceux de l'excitation maniaque. C'est par cette association morbide que s'explique, dans sa symptomatologie complexe et dramatique, la scène fameuse de la forêt du Mans.

Ainsi, grâce aux acquisitions récentes qu'elle a réalisées dans le domaine des psychoses toxiques et de la folie intermittente, la Psychiatrie moderne peut reconnaître, dans la riche documentation des chroniqueurs et des textes d'archives, les éléments familiers de son observation quotidienne, et s'efforcer de résoudre le problème historique de la folie de Charles VI.

ISBN : 978-1723091209

www.ingramcontent.com/pod-product-compliance
Lightning Source LLC
Chambersburg PA
CBHW070930220526
45468CB00005B/1718